AF347474

DISSERTATION
SUR
L'ARAIGNE'E

CONTENANT LA VERTU
& les Propriétés de cet Insecte, avec la qualité &
l'Usage de la Soye qu'il produit & des Goutes
qu'on en tire pour la Guérison de l'Apoplexie, de
la Létargie & de toutes les Maladies Soporeuses,
composée par Monsieur BON, Associé Honoraire
de l'Académie Royale des Sciences à Montpellier,
& Premier Président en Survivance de la Cour des
Comptes, Aydes & Finances de Languedoc.

ON a ajoûté à la Fin de cette Dissertation une Lettre
sur le même Sujet, écrite à Monsieur BON, le
26. Janvier 1710. par le R. P. POUGET,
Prêtre de l'Oratoire, Docteur de Sorbonne &
Abbé Commandataire de Chambon.

A PARIS,
Chez JOSEPH SAUGRAIN, au milieu
du Quáy de Gêvres, à la Croix Blanche.

M. DCCX.
Avec Approbation & Privilege du Roy.

(7)

ASSEMBLE'E PUBLIQUE
DE LA
SOCIETE' ROYALE
DES SCIENCES,

Tenuë dans la Sale de l'Hôtel de Ville de Montpellier, le 5. Decembre 1709.

MONSIEUR de Bafville qui a toûjours aimé les Sciences, & qui ne perd aucune occafion de donner des marques de la Protection qu'il accorde aux Sçavans, ayant efté élû cette Année Prefident de l'Academie, s'eft trouvé en cette Qualité à la tefte de la Compagnie avec M. l'Archevêque de Narbonne, M. l'Evêque de Montpellier, & M. Bon, Academiciens Honoraires. Il a ouvert la Séance en adreffant la parole aux Academiciens, qu'il a exhortez à continuer leurs travaux, & leurs Recherches utiles & curieufes. Il a témoigné combien il fouhaiteroit de pouvoir affifter le plus fouvent aux Affemblées Academiques, mais que fes occupations ne lui permettant que rarement cette forte de delaffement, il eftoit du moins attentif à s'informer des progrés que l'on faifoit pour la perfection des Arts & des Sciences. Si la Societè Royale, a t'il dit, continue " à travailler utilement dans un temps difficile " où les Sciences & les beaux Arts languiffent, "

ã

„ & ont beaucoup de peine à se soûtenir ; que
„ n'en devons nous pas attendre, lorsque des
„ jours plus heureux rameneront l'abondance,
„ & donneront à cette Compagnie les Secours
„ effectifs qui lui sont si necessaires. M. de Bas-
ville a declaré ensuite qu'il ne s'arréteroit pas à
des Préliminaires qui n'estoient pas du Ressort
„ d'une Academie des Sciences. Nous ecoûtons
„ la Nature, dit-il, Nous la suivons, Nous
„ parlons son langage ; en un mot, Nous vou-
„ lons des choses, & nous laissons aux Acade-
„ mies de Litterature tous les ornemens du dis-
„ cours. Ce que dit ce grand Magistrat dont la
droiture & la penetration sont si universelle-
ment reconnuës, rendit la Compagnie trés-at-
tentive, & cette attention fut soûtenuë par la
Lecture que M. Bon Academicien Honoraire
voulût bien faire de la decouverte qu'il a faite
d'une nouvelle espece de Soye, laquelle peut aussi
fournir un excellent Remede à la Medecine. Ce
Discours & celui qui fut lû par M. de Clapiés,
Directeur de la Societé Royale, sur la cause des
diverses aparences de la Lune Eclipsée, ont eû
une Aprobation si generale que l'Academie a
jugé à propos de les publier dans toute leur étenduë, en attendant que des conjonctures plus fa-
vorables puissent faciliter l'impression des Me-
moires qu'elle conserve dans ses Registres.

DISSERTATION

SUR L'UTILITE'

DE LA SOYE

DES ARAIGNÉES

Par M. BON, Affocié Honoraire & premier Préfident en Survivance de la Cour des Comptes, Aydes &·Finances de Montpellier.

A PRE'S l'étude principale que tous les Hommes doivent faire de leurs Devoirs effentiels, foit par raport à ce qui regarde leurs Emplois, foit par raport à ce qu'ils fe doivent à eux-mêmes, ou aux autres; il eft neceffaire qu'ils fe choififfent avec foin des amufemens auffi utiles qu'agréables : Et comme l'éxamen de la Nature convient à toutes fortes d'états, dans quelque degré d'élevation qu'on foit, il ne faut pas être furpris que la plufpart ayent

donné la préference à cette espece d'E-
tudes ; puisqu'elle a toûjours été regar-
dée comme un délassement d'esprit, &
comme un moyen sûr de s'instruire en se
divertissant.

En effet, quels amusemens trouverions-
nous plus solides & plus convenables, &
dans quelle Science peut-on faire avec
tant de facilité d'aussi grands progrés ? Il
n'en seroit pas de même des autres Parties de la Philosophie ; on n'en acquiert
la connoissance, que par de profondes
Méditations, & par un Travail assidu &
pénible. Quelle difference d'Etudes !
l'une ne demande que quelques momens
de loisir, & l'autre demande l'Homme
tout entier.

Pourrions-nous blâmer aprés cela ceux
qui s'amusent quelquefois à déveloper
les Secrets de la Nature, puisqu'il en
coûte si peu ; & doit-on se priver de pa-
reils divertissemens ? Le moindre Insecte,
la moindre Plante, une Pierre un peu
extraordinaire, tout fournit de quoy rê-
ver avec plaisir dans le lieu le plus soli-
taire ; tout engage à admirer la puissance
& la Sagesse infinie du Créateur, & j'ose
dire que c'est sans doute cette merveil-

leufe varieté, qu'on voit repanduë dans tous fes Ouvrages, qui a le plus contri-bué à faire reconnoître aux Payens mê-me, un premier Eftre feul Auteur de l'Univers.

Tous les Philofophes, & fur tout les Modernes ont regardé cette Science, comme le fondement de la Phyfique. S'ils s'attachent à chercher avec éxacti-tude des Faits certains, ce n'eft que pour parvenir dans les fuites à la veritable connoiffance des Caufes. L'ardeur avec laquelle l'Academie Royale des Sciences de Paris & la Nôtre cultivent cette par-tie de la Philofophie, fuffiroit affés pour en prouver toute l'utilité ; mais fans allé-guer ici l'exemple de ces Sçavantes Com-pagnies, qui femblent être engagées par leurs Inftitutions d'en faire une étude particuliere ; combien a-t'on vû d'Em-pereurs, de Rois, de Princes & de Ma-giftrats s'y attacher pour leur feule fatis-faction.

Alexandre en faifoit fon amufement ordinaire malgré les embarras que lui donnoit la Conquête du monde, & le

fameux (1) Ariſtote reçut 480000. Ecus
de l'Hiſtoire des Animaux qu'il avoit
compoſé par ſon ordre. Pline ne fut pas
moins recompenſé pour avoir offert (2)
à l'Empereur Tite , les ſçavans & curieux
Recueils qu'il avoit faits en examinant la
la Nature.

L'Hiſtoire Profane n'eſt pas la ſeule, où
l'on trouve des marques de l'attachement qu'on a eu pour ce genre d'étude.
L'Hiſtoire Eccleſiaſtique nous en fournit
des Exemples encore plus reſpectables ,
par le grand nombre de Papes & de Peres
de l'Egliſe , qui n'ont pas dédaigné de
joindre cette Etude à tant d'autres ; S.
Auguſtin peut ſuffire à nous en convain-
cre : Toûjours attentif à reprimer les er-
reurs naiſſantes, ou à inſtruire les Fideles
des devoirs du Chriſtianiſme , il s'eſt at-
taché néanmoins à cette Science, & ſon
Traité de la Cité de Dieu fait bien voir

______

(1) Athenæus Deipnoſophitarum lib. 9. *Arbitra-*
tus verò apud doctiſſimum Ariſtotelem in opere Ta-
lentorum multorum mercede famoſo (nam Stagiritem
rumor increbuit ab Alexandro donatum fuiſſe talentis
octingentis ad impenſam condendis iis libris neceſſa-
riam) ut comperi nihil memoratum fuiſſe &c.

(2) Epiſtre Dedicatoire de Pline.

que nous ne devons jamais meprifer de connoître ce que Dieu même a jugé digne d'être créé.

Ne cherchons pas ailleurs des Exemples fi étrangers ; n'en avons - nous pas de domeftiques en la perfonne de Guillaume (3) Peliffier Evêque de Montpellier ? Navoit-il pas compofé plufieurs Livres fur cette matiere, & le celebre Rondelet auroit-il jamais pû achever fon Ouvrage fur les Poiffons & les Coquillages, qui fe trouvent dans nos Mers, fans les foins & les dépenfes de ce digne Prélat ? Nos Rois même fe font fait quelquefois un plaifir d'examiner la Nature ; & les Hiftoriens de France nous affûrent, que (4) François I. avoit fait de fi grands progrés dans cette Science fans autre étude, que celle de la converfation de Sçavans Jacques Cholin & Pierre Caftelan, qu'il n'ignoroit rien de tout ce que les Auteurs anciens & modernes avoient écrit, tant fur les Animaux, Infectes ,

(3) Gabriel. *Series Præfulum Magalonenfium, in vitâ Guillelmi Pelifferii.*

Et M'. de Thou. *Lib.* 38. *Hiftor. fui temporis, ubi de obitu Guillelmi Rondeletii.*

Plantes , Métaux , que fur les Pierres prétieufes.

Les liberalitez de ce Prince envers les gens de Lettres, attirerent dans le Royaume tant de Perfonnes illuftres par leur fçavoir , qu'on lui donna avec juftice le nom de Pere des Mufes ; mais s'il a merité ce glorieux Titre, avec combien plus de raifon ne le devons-nous pas à LOUIS LE GRAND ? Occupé fans relâche de mille foins differens, qu'il eft obligé de prendre pour foûtenir les efforts de toute l'Europe armée contre lui , au milieu

(4) de Thou. *Hift. fui temporis Lib. 2. Præcipuèque naturalis Hiftoriæ narratione delectabatur , in quâ tantùm audiendo profecerat , ut quamvis à pueritiâ nullis litteris imbutus, quidquid de Animalibus, Infectis , Plantis , Metalis , Gemmis , ab antiquis & recentibus Scriptoribus memoriæ proditum eft , & meminißet , & aptè edifferet. Ufus ad hoc fuerat o perâ Jac. Cholini primùm , dein Petri Caftellani viri probitate & morum gravitate & doctrinâ præftan tiffimi , quem Epifcopatu Matifconenfi , magnique Eleemofinarii dignitate proptereà remuneravit , ac Magiftrum Bibliothecæ poft Budæi obitum conftituit.*

Mezeray édit. in folio Paris en 1685. tom. 2 page 1045.

Dupleix tom. 3. in folio Paris chez Sonnius, page 458.

de tant de Travaux, rien ne peut le dé-
tourner de cette attention bienfaisante,
qu'il a toûjours euë à faire fleurir les Arts
& les Sciences ; l'établissement de cette
Societé en est une preuve incontestable,
puisqu'il a bien voulu s'en declarer lui-
même le Protecteur.

Que pouvons-nous faire de mieux pour
luy marquer nôtre reconnoissance, que
de seconder ses intensions ? C'est-à-dire
que vous, * MESSIEURS, qui avez esté ** Mes-*
choisis pour faire l'Histoire naturelle de *sieurs les*
cette Province, vous redoubliez s'il se *Academi-*
peut vos soins & vos études, pour ren- *ciens.*
dre vos Recherches aussi utiles que cu-
rieuses. Pour moi qui ay des occupations
bien differentes, quoique je me doive
tout entier à l'étude des Loix & des Or-
donnances, je crois neanmoins que pour
répondre à la grace que le Roy m'a faite,
en me nommant Associé Honoraire, avec
des Personnes * aussi illustres par eux-mê- ** Mes-*
mes, que par leur naissance & la dignité *sieurs les*
de leurs Emplois ; je dois mettre à profit *Academi-*
tous les momens de mon loisir, & tâcher *ciens Ho-*
de vous aider, s'il m'est possible, dans la *noraires.*
recherche de la Nature. L'avantage que
j'ay d'estre parmy vous, doit m'inspirer.

ces fentimens ; vous les avez toûjours re-
connus en moi , & vous les reconnoîtriez
encore mieux dans les fuites , fi mon pre-
m er devoir me permettoit de donner
plus de temps que je ne fais , à meriter la
place que j'occupe ici.

L'Obfervation que j'ay l'honneur de
vous prefenter , a l'entiere grace de la
nouveauté , & peut-être fera-t'elle un
jour des plus utiles; les approbations que
vous donnâtes , MESSIEURS , au fimple
récit des Experiences que je projetois de
faire fur cette matiere , m'ont engagé à
les executer , & c'eft à vos empreffe-
mens qu'on devra le détail que j'en vais
faire.

On fera furpris d'aprendre que les Araignées font une Soye auffi belle , auffi forte & auffi luftrée que la Soye ordinaire;
la prevention où l'on eft contre un Infecte auffi commun que méprifé , eft caufe
que le Public a ignoré jufqu'ici toute l'u-
tilité qu'on pouvoit en tirer; & comment
l'auroit-il feulement foupçonnée ? Celle
de la Soye toute confiderable qu'elle eft,
a demeuré inconnuë & negligée long-
temps aprés fa decouverte. Ce fut dans

l'Ifle de (5) Cos, que Pamphila fille de
Platis trouva la premiere, l'Invention de
la mettre en œuvre. Cette découverte
fût bien tôt connuë chez les Romains,
on leur aporta de la Soye du Païs des
Seres, (6) où les Vers qui la font, croif-
fent naturellement. Bien loin de profi-
ter d'une nouveauté fi utile, ils ne pû-
rent jamais fe perfuader que ces Vers
produififfent des Fils auffi beaux & auffi
prétieux, & tirerent fur cela mil conjec-
tures chimeriques ; leur ignorance join-
te à leur pareffe, rendit pendant plufieurs
Siécles la Soye d'une rareté & d'une
cherté fi extraordinaire, qu'on la ven-

Origine
de la Soye

(5) Ariftote dans fon Hiftoire des Animaux,
Livre 5. chap. 19. *Prima texiße in Cô Infulá Pam-*
phila Platis filia dicitur.

Pline, *Hift. Natural. Lib.* 11. *Cap.* 22.

(6) Seres Peuples de la Scythie Afiatique vers
le Mont-Imaüs.

Voyez Pline fur l'Origine de la Soye. *Hiftor.*
natural. Lib. 6. *cap.* 17. *& Lib.* 16. *cap.* 17.

Ifidore, *Originum lib.* 19 *cap.* 23. *Sericum dictum,*
quia id Seres primi miferunt, vermiculi enim ibi
nafci perhibentur, à quibus hæc circum arbores fila
ducuntur.

doit au poids de l'Or. (7) Vopiscus af-
sûre que l'Empereur Aurelien refusa par
cette raison à l'Imperatrice sa femme un
Habit de Soye , qu'elle lui demandoit
avec beaucoup d'empressement. Cette
rareté dura fort long-temps, & nous de-
devons la maniere d'élever les vers à soye
à des Moines, qui en aporterent des œufs
en Gréce sous le Regne de l'Empereur
Justinien ; nous l'aprenons de (8) Go-
defroy , dans ses Notes sur la Loy premiere au Code Livre 4e *Quæ res venire non*

(7) *Vopiscus , sub finem vitæ Aureliani. Vestem
holosericam neque ipse in vestiario habuit , neque al-
teri utendam dedit , & cum ab eo uxor sua peteret ,
ut unico pallio blateo serico uteretur , Ille respondit,
absit , ut auro fila pensentur ; libra enim auri tunc
libra Serici fuit.*

(8) *Putat Seres vermiculos fuisse , quorum semen
ovis piscium simile in Græciam fuerit allatum à Mo-
nachis ex Serindiâ Indiæ civitate sub Justiniano , ut
tradit Procopius .... Temporibus Gratiani ignoraba-
tur in Imperio Romano Serici conficiendi ratio l. 1.
Cod. Quæ res venire non possunt. Vestis Serica in-
ter res pretiosissimas computabatur ab Ulpiano L. 37.
§. 1. ff. de evictionibus & L. 1. & temperent. Cod.
de vestibus Holoberis lib. 11. soli principi licebat ge-
stare vestes sericas aut saltem Holosericas , & in solis
Gynaciis Principis confici poterant ; & lege Rhodiâ
Holoserica auro æqualia.*

poſſunt & la Loy *Emptori* 37. d'Ulpien, pa-
ragraphe premier au 21ᵉ Livre du Dige-
ſte , aſſûre que le prix de la Soye étoit
égal à celui des Perles.

La France n'a profité que bien tard de
cette decouverte, puiſque Henry II. por-
ta aux Nôces de ſa Fille & de ſa Sœur,
les premiers Bas de (9) Soye qu'on eût
vûs dans le Royaume. C'eſt à ſes ſoins &
à ceux de ſes Succeſſeurs, que nous devons l'établiſſement des Manufactures de
de Tours & de Lyon , qui ont rendu les
Etoffes de Soye ſi communes, & qui ont
pourvûs ſi abondamment à la magnifi-
cence des Meubles & des Habits.

Tant d'Exemples doivent nous faire
connoître combien il eſt important de ne
rien negliger dans l'étude de la Nature.
Les choſes qui paroiſſent d'abord inuti-
les , ou preſque impoſſibles dans l'execu-
tion , deviennent ſouvent trés-avanta-
geuſes & trés-aiſées par les ſoins & l'in-
duſtrie des Hommes. C'eſt le ſort des
nouvelles découvertes ; & j'oſe me flater

(9) Mezeray , Edit. de Paris in folio tom. 3. à
la fin de la Vie d'Henry IV. page 1254. & du petit Mezeray in douze Impreſſion de Hollande tom.
6. page 289,

que celle que je propose sera reçûë agréablement. L'ingenieuse Fable (10) d'Arachné ne fait-elle pas bien voir que c'est aux Araignées, à qui l'on doit les premieres idées d'ourdir les Toiles, & de tendre des Filets aux Animaux : Ainsi l'utilité constante que j'asſûre qu'on en peut tirer, les fera sans doute regarder dans la suite comme les Vers à Soye & les Abeilles, qui sont de tous les Insectes les plus neceſſaires, & les plus admirables dans leurs Ouvrages.

Description generale de toutes les especes d'Araignées. Quoique l'Histoire des Araignées soit fort étenduë par nombre infini de particularitez, qu'on remarque dans chaque espece differente. Je croy cependant qu'il est absolument neceſſaire de donner en peu de mots une idée generale & superficielle de cette Insecte, avant que d'entrer dans la description de sa Soye. Je reduirai donc toutes ces especes differentes à deux principales, ſçavoir aux Araignées à longues jambes, & à celles qui les ont courtes ; ce sont les dernieres qui fourniſſent la nouvelle soye

(10) Pline, *Histor. Natural. lib. 7. cap. 56. Quæ quis invenerit in vita. Fusos in lanificio Closter filius Arachnes, Linum & retia Arachne invenit.*

dont je parle. A l'égard de leurs diffé-
rences particulieres, on les diſtingue par
la couleur; car il y en a de noires, brunes,
de jaunes, de vertes, de blanches & de
toutes ces couleurs mélées enſemble.

On les diſtingue encore par le nombre & par l'arrangement de leurs yeux;
les unes en ayant ſix, les autres huit &
les autres dix, rangez differemment ſur
le ſommet de la tête; on les voit aſſés
ſans aucun ſecours, mais beaucoup mieux
avec celui de la Loupe. Ce ſont à peu
prés toutes les differences eſſentielles des
Araignées, les ayant trouvées ſemblables
dans les autres parties du corps que la
Nature a diviſé en deux. La premiere
partie eſt couverte d'un *Teſt* ou écaille du-
re remplie de Poils : Elle contient la tête
& la poitrine, à laquelle huit jambes ſont
attachées toutes bien articulées en ſix
endroits; elles ont auſſi deux autres jambes qu'on peut appeller leurs bras, & deux
pinces armées de deux ongles crochus
attachez par des articulations à l'extre-
mité de la tête; c'eſt avec ces pinces
qu'elles tuënt les Inſectes qu'elles veulent manger, leur bouche étant imme-
diatement au deſſous. Elles ont encore

deux petits ongles au bout de chaque jambe, & quelque chofe de fpongieux entre-deux, ce qui leur fert fans doute pour marcher avec plus de facilité fur les corps polis.

La feconde partie du corps de cet Infecte n'eft attachée à la premiere que par un petit fil, & n'eft couverte que d'une peau affés mince, fur laquelle il y a des poils de plufieurs couleurs. Elle contient le dos, le ventre, les parties de la generation & l'*Anus*; je m'arrêterai à la defcription de l'*Anus*, puifque c'eft l'endroit d'où les Araignées tirent leur Soye; mon deffein n'ayant jamais efté d'entrer dans un grand détail, mais de parler de cette Soyé & de fon utilité.

*Defcrip-tion de l'*Anus *de l'*Araig-*née.* Il eft certain que toutes les Araignées filent par l'*Anus*, au tour duquel il y a cinq mamelons, qu'ond prend d'abord pour autant de filiéres par où le fil doit fe mouler; j'ay trouvé que ces mamelons étoient mufculeux & garnis d'un fphincter; j'en ai remarqué deux autres un peu en dedans du milieu defquels fortent veritablement plufieurs fils en affés grande quantité, tantôt plus, tantôt moins, & c'eft par une mécanique fort finguliere que les Araig-

nées s'en fervent, lorfqu'elles veulent
paffer d'un lieu à un autre. Elles fe pen-
dent perpendiculairement à un fil, tour-
nant enfuite la tête du côté du vent, elles en lancent plufieurs de leur *Anus*, qui
partẽt comme des traits; & fi par hazard
le vent qui les alonge les cole contre
quelque corps folide, ce qu'elles fentent
par la refiftance qu'elles trouvent en les
tirant de têms en têms avec leurs pates,
elles fe fervent de cette efpece de pont
pour aller à l'endroit où ces fils fe trouvent attachez; mais fi ces fils ne rencon-
trent rien à quoi ils puiffent fe prendre,
elles continuënt toûjours à les lâcher,
jufqu'à ce que leur grande longueur, &
la force avec laquelle le vent les pouffe,
& les agite, furmontant l'équilibre de
leurs corps, elles fe fentent fortement tirer : Alors rompant le premier fil qui les
renoient fufpenduës, elles fe laiffent em-
porter au gré du vent, & voltigent fur le
dos les pates étenduës; c'eft de ces deux
manieres qu'elles traverfent les chemins,
les ruës & les plus grandes rivieres.

On peut dévider foi-même ces fils, qui
par leur réünion femblent n'en former
qu'un, lorfqu'ils font environ de la lon-

gueur d'un pied : J'en ay diftingué jufqu'à quinze & vingt au fortir de leur
Anus. Ce qu'il y a encore de particulier,
eft la facilité avec laquelle cet Infecte le
remuë en tous fens à caufe de plufieurs
Anneaux qui y vont aboutir ; cela leur
eft abfolument neceffaire pour dévider
leurs Fils ou Soyes, qui font de deux ef-
peces dans l'Araignée femelle : Cependant je crois cet Infecte Androgyne aïant
toûjours trouvé les marques du mâle
dans les Araignées qui font des œufs ;
mais il eft inutile d'entrer dans cette dif-
cuffion, je reviens à mon fujet

Defcrip-
tion de
leurs Fils
& de leurs
Coques.
Le premier fil qu'elles dévident eft foi-
ble & ne leur fert qu'à faire cette efpece
de toile, dans laquelle les Mouches vont
s'embaraffer; le fecond eft beaucoup plus
fort que le premier, elles en envelopent
leurs œufs, qui par ce moyen font à cou-
vert du froid, & des Infectes qui pour-
roient les ronger. Ces derniers Fils font
entortillez d'une maniere fort lâche au-
tour de leurs œufs, & d'une figure fem-
blable aux Coques de Vers à Soye qu'on
a préparées & ramolies entre les doigts
pour les mettre fur une quenoüille ; les
Coques d'Araignées (je les appellerai
ainfi)

ainſi) ſont d'une couleur griſe lorſqu'elles ſont récentes, mais elles deviennent
noirâtes, lorſqu'elles ont eſté expoſées
long-temps à l'Air ; il eſt bien vrai qu'on
trouveroit pluſieurs autres Coques d'A-
raignées de differentes couleurs, & d'une
meilleure Soye, ſur tout celles de la Ta-
rentule; mais la rareté en rendroit les experiences trop difficiles : Ainſi il faut ſe
borner aux Coques des Araignées les plus
communes, qui ſont celles à jambes courtes. Elles cherchent toûjours un endroit *Lieux où*
à l'abri du vent & de la pluïe pour les *les Arai-*
faire, comme par exemple les trous des *gnées pon-*
Arbres, les Angles des Fenêtres, ou des *dent leurs*
Voûtes, ou bien le deſſous des Entable- *œufs, &*
blemens des Edifices. C'eſt en ramaſſant *font leurs*
pluſieurs de ces Coques qu'on fait cette *Coques.*
nouvelle Soye, qui ne cede en rien à la
beauté de la Soye ordinaire ; elle prend
aiſément toutes ſortes de couleurs, &
l'on en peut faire des Etoffes, puiſque j'en
ay fait faire les *Bas & les Mitaines* que je
vous preſente. Voici maintenant de quelle maniere j'ay fait preparer ces Coques *M*
pour en tirer la Soye que vous voyez. *de prepa-*
   Aprés avoir fait ramaſſer douze à treize *rer la Soye*
onces de ces Coques d'Araignées, je les *des Arai-*
gnées.

B

fis bien battre pendant quelque temps avec la main & avec un petit bâton, pour en faire sortir toute la poussiere ; on les lava ensuite dans de l’eau tiéde, jusqu’à ce que l’eau qui en sortoit fût bien nette; aprés quoy je fis mettre tremper ces Coques dans un grand Pot avec du Savon & du Salpêtre, & quelques pincées de Gomme Arabique, je laissai boüillir le tout à petit feu pendant deux ou trois heures; je fis ensuite relaver avec de l’eau tiéde toutes ces Coques d’Araignées, pour en bien ôter tout le Savon ; je les laissai sécher pendant quelques jours, & les fis ramolir un peu entre les doigts pour les faire carder plus facilement par les Cardeurs ordinaires de la Soye, excepté que j’ai fait faire des Cardes beaucoup plus fines : J’ay eu par ce moyen une Soye d’un gris trés-particulier, on peut la filer aisément, & le fil qu’on en tire est plus fort & plus fin que celui de la Soye ordinaire, & tel que vous le voyez ; ce qui prouve qu’on peut s’en servir pour faire toutes sortes d’Ouvrages. L’on ne doit pas craindre qu’il ne soûtienne toutes les secousses des Métiers, ayant resisté à celles des Faiseurs de Bas.

La difficulté se réduit donc maintenant à avoir un assés grand nombre de Coques d'Araignées pour en faire des Ouvrages considerables, l'utilité & la possibilité estant bien prouvées. La chose ne seroit pas difficile, si l'on avoit le moyen d'élever les Araignées comme les Vers à Soye; elles multiplient beaucoup plus, & chaque Araignée pond six ou sept cens œufs, aulieu que les Papillons des Vers à Soye n'en font qu'une centaine ou environ; encore faut-il en rabattre plus de la moitié, parce que ces Vers sont sujets à quatre maladies, & sont si délicats qu'un rien les empêche de faire leurs Coques; tout aucontraire les œufs des Araignées éclosent sans aucun soin dans les mois d'Aoust & de Septembre, quinze ou seize jours aprés avoir esté pondus, & celles qui les ont faits meurent dans quelque temps; pour les petites Araignées qui sortent de ces œufs, elles vivent dix à onze mois sans manger, & sans diminuer ny grossir, se tenant toûjours dans leurs Coques jusques à ce que les grandes chaleurs les obligent de sortir, & de chercher leur nourriture. La raison Physique qu'on peut donner de cela est naturelle;

tous les Infectes & plufieurs autres Animaux comme les Ours, les Serpens, les Marmotes, &c. qui fe cachent pendant l'Hiver, abondent en matiere glutineufe trés-difficile à mettre en mouvement; de forte qu'il n'eft pas extraordinaire que les petites Araignées puiffent vivre pendant le froid de leur propre fubftance, ne faifant aucune diffipation d'efprits: Mais la chaleur venuë, elle met en mouvement cette matiere, & force les petites Araignées à filer & à courir d'un côté & d'autre, pour chercher de quoi vivre, & à peine mangent-elles qu'on les voit groffir de jour en jour. L'on peut donc tirer une confequence fûre, que fi l'on trouvoit le moyen de nourrir dans des Chambres de petites Araignées on auroit beaucoup plus de Coques de cet Infecte, que de celles des Vers à Soye; ayant toûjours vû que de fept ou huit cens petites Araignées, il n'en mouroit prefque point dans une année, & qu'aucontraire de cent petit Vers à Soye, il n'y en avoit pas quarante qui fiffent leurs Coques.

Une difference auffi grande & auffi confiderable excitera fans doute affés la curiofité des amateurs des Arts & des Sciences, pour les faire empreſſer de trouver la maniere d’élever ces Inſectes. Voici en attendant qu’un heureux hazard ou l’ap-plication nous favoriſent d’un ſecret ſi utile, les moyens dont je me ſuis ſervi pour avoir beaucoup de ces Coques, que je propoſe aux Curieux qui voudront faire la meſme experience que moi.

Je donnai ordre qu’on m’apportât tou-tes les groſſes Araignées à jambes courtes qu’on trouveroit dans les mois d’Aouſt & de Septembre. Je les enfermai dans des Cornets de Papier & dans des Pots, je couvris ces Pots d’un Papier que je perçai de pluſieurs coups d’épingle auſſi bien que les Cornets, afin qu’elles euſſent de l’air; je leur fis donner des Mouches & je trou-vai quelque temps aprés que la plûpart y avoient fait leurs Coques, en voicy les piéces juſtificatives.

Maniere de ramaſ-ſer beau-coup de Coques d’Araig-nées.

J’en eus encore plus aiſément en pro-mettant de payer la livre des Coques d’Araignées ſur le même pied qu’on vend la Soye ordinaire. L’attrait du gain fit qu’on m’en aporta beaucoup en peu de temps; on m’aſſura même qu’on n’avoit pas eu grand peine d’en trouver, & que s’il eſtoit permis d’entrer dans toutes les

Maiſons où l'on voyoit de ces Coques d'Araignées aux Fenêtres, ils m'en fourniroient autant que je voudrois. Il eſt facile de conclure qu'on en trouveroit aſſés dans le Royaume pour en faire de grands Ouvrages, & que la nouvelle Soye que je propoſe eſt moins rare & moins chere que n'étoit la Soye ordinaire dans ſon commencement, d'autant mieux que les Coques d'Araignées rendent à proportion de leur legereté plus de Soye, que les autres : En voicy la preuve, treize onces en donnent prés de quatre de Soye nette, il n'en faut que trois pour faire une paire de Bas au plus grand homme ; ceux - cy ne peſent que deux onces & un quart, & & les Mitaines environ trois quarts d'once, aulieu que les Bas de Soye ordinaires peſent ſept à huit onces.

Voilà certainement une grande utilité qu'on peut tirer d'un Inſecte que le Public a toûjours regardé comme trés-incommode & trés-dangereux par ſon venin. Je puis aſſurer neanmoins que les Araignées ne ſont pas venimeuſes ; j'en ai été mordu fort ſouvent, ſans qu'il m'en ſoit arrivé aucun mal. Pour leur Soye bien loin d'avoir du venin, tout le mon-

de s'en sert pour arrester le sang , & soû-
der les coupures ; en effet son *Gluten* na-
turel est une espece de Baume qui guérit
les petites Playes , en empêchant l'air d'y
entrer.

De si bonnes raisons devroient suffire
pour faire cesser la crainte & l'aversion
qu'on pourroit avoir de mettre en usage
la Soye des Araignées ; mais il est neces-
saire en finissant ce discours d'y en ajoû-
ter d'autres si fortes & si solides , que les
plus opiniâtres conviendront facilement,
que les Araignées sont de tous les Insectes ceux qui méritent le moins la haine
publique.

Leur Soye est utile non-seulement par
raport aux Ouvrages qu'on en peut faire ;
son utilité est encore plus grande & plus
essentielle par raport aux Remedes spe-
cifiques qu'on en peut tirer. Elle fournit
en la distillant une grande quantité d'Esprit & de Sel volatile ; j'ay vû par la com-
paraison que j'en ay faite, qu'elle en donnoit pour le moins autant que la Soye ordinaire , qui est de tous les Mixtes celuy
qui en donne le plus. Ce Sel & cet Esprit
volatile qu'on tire des Coques d'Araignée , est trés-actif ; on en jugera par les

*Esprit &
Sel Alka-
li volatile
qu'on tire
de la Soye
des Arai-
gnées.*

B iiij

* Experiences suivantes : Il change en un beau verd d'Emeraude la teinture des fleurs de Mauve, il congéle & réduit en une espece de neige la dissolution du Sublimé corrosif, aulieu que les Alkali volatiles qu'on tire du crane humain, de la corne de Cerf & de plusieurs autres Mixtes, ne font que la blanchir ou la rendre laiteuse. Ainsi le nouvel Alkali que je propose employé de la même maniere que celui qu'on extrait des Coques des Vers à Soye pour faire les Goutes d'Angleterre si renommées dans l'Europe, peut servir à composer de nouvelles Goutes qu'on peut appeller avec raison, *Goutes de Montpellier*. On ne doit pas douter qu'on ne s'en serve avec un plus heureux succés que des anciennes dans l'Apoplexie, dans la Létargie & dans toutes les affections soporeuses, à cause de leur grande activité. On les prendra même avec moins de rebut, parce que leur odeur est moins fetide & moins desagreable. Je ne m'étendrai pas d'avantage sur cette matiere ; je laisse à Messieurs les Medecins, & à Messieurs les Chimistes de nôtre Societé, le soin de chercher les autres usages, que les Coques d'Arai-

gnées, & les principes qu'on en tire par l'Analyſe Chimique, peuvent avoir dans la Médecine.

MONSIEUR de Baſville en recapitulant le Diſcours de Mr. Bon, fit voir combien on eſtoit redevable à cet Illuſtre Academicien Honoraire, qui toûjours occupé des Devoirs d'une des premieres Charges de la Magiſtrature, ſe delaſſe ſi utilement dans l'Etude de l'Hiſtoire Naturelle, & trouve le Secret de mettre à profit un Inſecte, qui ſembloit n'avoir eſté créé que pour incommoder les Hommes ; la Nature, a-t'il dit, a des Richeſſes infinies, mais noſtre ignorance ou noſtre pareſſe ſont la cauſe que nous n'en joüiſſons que fort imparfaitement.

LETTRE ECRITE

*Sur le même Sujet , à M. Bon le 26ᵉ Janvier
1710. par le R. P. POUGET, Prêtre de
l'Oratoire , Docteur de Sorbonne , &
Abbé Commandataire de Chambon.*

Jam cultæ celebrent mortales dona Minervæ,
Jamque sui linquant Nymphæ vincta Timoli,
Jamque suas linquant Nymphæ Pactolides undas.
Rursùs ut aspiciant opus admirabile Arachnes :
Exortus tandem est Spretæ novus ultor Arachnes,
Quodque Opus exegit , non illud carpere livor ,
Nec poterit ferrum , nec edax abolere vetustas.

JUSQU'ICY, *Monsieur , nous avions ve-
cu dans l'erreur populaire , qui nous avoit
fait croire qu'Arachné celebre Brodeuse s'é-
tant élevée en elle-même de son propre merite
jusqu'à ne vouloir pas reconnoître que son habi-
leté dans son Art venoit de Minerve , & de
pretendre même en sçavoir plus que cette Déesse:
Minerve se cachant sous la forme d'une vieille
Femme pleine d'experience & de bon sens vint
à elle pour la convertir ; Que cette Brodeuse mé-
prisant des Avis si sages , eut l'insolence d'in-
sulter à la Déesse de laquelle elle ne croyoit pas
estre entenduë ; que Minerve se montrant alors
avec tout son éclat , fit à la verité rougir Arac-*

bné , mais qu'elle ne pût par cette éclat la faire
rentrer en elle-même jusques au point de recon_
noître sa faute , que la temeraire Brodeuse ne
craignit pas de défier Minerve en personne, que
le défi estant accepté , elle eut l'impieté d'insul-
ter encore à tous les Dieux , en choisissant pour
en faire son Chef-d'œuvre les crimes & les adul-
téres , par lesquels elle accusoit les Dieux d'a_
voir soüillé leur dignité , & peignant toutes ces
Histoires scandaleuses en Broderie fort délicate
& si achevée que l'Envie même n'auroit pû y
trouver de defaut contre les Régles de l'Art ,
qu'alors Minerve ne pouvant retenir plus long-
temps son indignation prit avec colere l'Ouvrage & le Métier d'Arachné , qu'elle le rompit en
mil morceaux & qu'elle luy donna sur le front
trois ou quatre coups de fuseaux trés-violents ,
qu'Arachné se pendit de desespoir ; Que Minerve la voyant dans cet état , la força à vivre
ainsi éternellement suspenduë pour être un exemple à la posterité & apprendre aux Hommes à
ne pas mepriser les Dieux ; Qu'elle répandit ensuite sur le Corps de cette pauvre créature une li-
queur empoisonnée dont l'effet fut de la défigu-
rer & de la transformer jusques au point où nous
la voyons aujourd'huy , luy laisant neanmoins
la triste consolation de travailler sans relâche
à une Broderie inutile & la rendant au reste
l'execration de tous les Mortels.

Voilà, Monsieur, ce que nous avions cru jufqu'icy un peu trop legerement fur le témoignage
des Poëtes, mais vous venez de faire voir dé-
monftrativement que cette Hiftoire n'eft qu'une
Fable & un Conte fait à plaifir, & que les Poëtes qui ont eu de tout temps auffi bien que les
Peintres la liberté de tout entreprendre ne doivent pas eftre cru facilement fur leur parole.

La pauvre Arachné donne depuis plufieurs
milliers d'années des preuves éclatantes de fon
humilité par le profond filence qu'elle garde depuis tant de Siécles fur toutes ces calomnies,
nonobftant les grands Talens qu'elle a reçû des
Dieux immortels, elle cache avec une modera-
tion qui n'a gueres d'exemples parmy les Mortels tous les avantages qu'elle poffede, & elle
a la patience de fe voir elle & tous fes defcen-
dans meprifée de tout le Monde & mife au der-
nier rang des Creatures. Non feulement les Rois,
& les Princes, les grands Seigneurs & les Magi-
ftrats, mais même les plus petits Bourgeois ne
peuvent fouffrir fa race; on la chaffe de par tout
on la pourfuit avec indignation, fa feule veuë
fait horreur & fes Ouvrages font regardez comme le fymbole de l'inutilité. Les Villageois &
les plus pauvres d'entre le petit peuple font les
feuls qui par pitié ou plûtoft par indolence la
laiffent vivre en repos & cependant elle tra-

vaille sans cesse pour l'utilité de ceux qui la
meprisent & qui la traitent d'une maniere si
indigne, & elle se tait.

Mais peut-elle s'empêcher de sentir tous ces
outrages? & combien de fois n'a-t'elle pas brodé
sur sa Toile ces Paroles?

Exoriare aliquis tandem spretæ ultor Arachnes.

Les Dieux l'ont enfin exaucée, soit pitié pour
cette Creature infortunée, soit bonté pour ceux
mêmes qui la meprisoient, ils commencent à se
faire entendre. Minerve, la Sage Minerve
inspire un celebre Magistrat, destiné pour estre
un jour à la Teste d'un Corps illustre, le Van-
geur Public de l'Innocence opprimée. Ce Magistrat divinement inspiré, penetre dans les Secrets les plus profonds de la Nature, & par ses
heureuses Découvertes, il tire la pauvre Arachné & sa Race de l'oppression, il la remet en
honneur, & il fournit en même téms à toute la
Terre une Ressource nouvelle pour se delivrer de
la misere, & pour se consoler des autres Recol-
tes qui manquent aux Hommes.

Vous avez bien senti, Monsieur, en faisant
part au Public de ces heureuses Découvertes,
Que Minerve ne vous y avoit fait entrer que
pour soulager les Miserables; il est juste aprés
tout, que ceux qui seuls entre les Mortels ont

eu de la pitié pour la Race d'Arachné en exer-
çant avec bonté l'hospitalité envers elle, soyent
les premiers à recevoir les effets de sa reconnoissance, en tirant profit des Biens qu'elle leur pro-
cure; ils vont presentement recüeillir avec empressement les riches Tresors que vous leur avez
montrez & l'abondance dans laquelle ils vont
vivre, excitera bien-tôt la Jalousie des autres
Hommes : Ensorte que dans peu de téms vous
aurez la consolation de voir les Maisons les plus
opulentes destiner de vastes Appartemens à cette
Race, dorénavant illustrée par vos Travaux &
tirée par vous de l'Obscurité dans laquelle elle
gemissoit.

Je ne doute pas même que vous ne parveniez,
enfin à faire recevoir Arachné avec distinction
dans les Compagnies les plus brillantes, & que
vous ne la rendiez aussi celebre par tout l'Univers qu'on pretend qu'elle l'estoit autrefois dans
la Méonie, dans la Lydie & dans la Béotie ;
les Nymphes quitteront de nouveau leur Séjour
pour la venir voir travailler, comme on dit
qu'elles firent autrefois suivant ces Vers :

<table>
<tr><td>Ovid.
Metam.
Lib. 6.</td><td>Hujus ut aspicerent Opus admirabile, sæpè
Deseruere sui Nymphæ vincta Timoli,
Deseruere suas Nymphæ Pactolides undas.</td></tr>
</table>

Et Minerve fera connoître par Vous à toute
la Terre combien estoient calomnieuses les accu-

ſations dont on a chargè cette pauvre Creature.
Le grand nombre de Maladies dont vous allez
par elle procurer la Guériſon , fera voir avec
évidence que ce qu'on avoit debité du venin re-
pandu par Minerve ſur le corps d'Arachné étoit
une pure impoſture ; on va s'empreſſer à recuëil-
lir de tous côtez ce puißant Remede , qualifié
faußement de Poiſon ; en un mot toute la Terre
va chanter aprés vous les loüanges d'Arachné ,
quand les hommes ſe verront couverts des Etoffes
pretieuſes qu'elle leur aura filées & guéris de
tous leurs maux par le Suc merveilleux qu'elle
leur aura fourni. Tant il eſt utile de cultiver
Minerve comme vous le faites.

Jam cultæ celebrent Mortales dona Minervæ.

Mais c'eſt aſſez badiner ſur Arachné , le ton
eſt d'ailleurs pour moy un ton forcé, ce ſtile ne
me convient nullement , & j'avoüe que je ne
comprend pas moy-même comment occupé comme je le ſuis à mil affaires ſerieuſes , je me ſuis
aviſé d'employer deux heures de delaßement à
jetter ſur le Papier des Penſées qui auroient pû
m'occuper agreablement , quand j'étudiois en
Seconde & en Rethorique , mais qui ne convien-
nent plus à mon âge ny à ma Profeſſion, ny à mes
vûës. Je ne l'ay fait, Monſieur, que pour vous
montrer par là que je ſuis ſenſible au Service

que vous rendez au Public par cette nouvelle & curieuſe Decouverte qui peut effectivement être très-utile & donner lieu à en faire tous les jours de pareilles ſur les choſes les plus communes, dont les Hommes ſe ſerviroient avantageuſement en mil beſoins s'ils ſçavoient en connoître les proprietez cachées. Je ne ſuis pas moins ſenſible, Monſieur à la grace que vous me faites de m'offrir un Exemplaire de vôtre Diſcours quand il ſera imprimé : Je l'attends avec empreſſement, & je le liray avec l'avidité d'un homme qui s'intereſſe infiniment à tout ce qui vous regarde, & qui fait de tout têms profeſſion d'être avec un attachement plein de reſpect, Monſieur, vôtre très-humble & très-obeïſſant Serviteur. Signé POUGET, Preſtre de l'Oratoire.

A Paris, ce 26ᵉ Janvier 1710. à Monſieur, Monſieur Bon premier Preſident en Survivance de la Cour des Comptes, Aydes & Finances de Montpellier.

APPROBATION
DU CENSEUR ROYAL.

J'Ay lû par Ordre de Monſeigneur le Chancellier, *La Diſſertation ſur l'Araignée avec la Lettre du P.* POUGET ; Et je n'y ay rien trouvé qui doive en empêcher l'Impreſſion. F.A I T à Paris, ce 29ᵉ May 1710. BURETTE.

PRIVILEGE
du Roy.

LOUIS par la grace de Dieu, Roy de France & de Navarre : A nos amez & feaux Conseillers les Gens tenans nos Cours de Parlement , Maîtres des Requeftes ordinaires de nôtre Hôtel, grand Confeil , Prevôt de Paris , Baillifs , Senechaux leurs Lieutenans Civils & autres nos Justiciers qu'il appartiendra. Salut, JOSEPH SAUGRAIN , Libraire à Paris , Nous ayant fait suplier de luy accorder nos Lettres de Permiffion pour l'Impreffion d'un Livre intitulé *Differtation fur l'Araignée* : Nous avons permis & permettons par ces Prefentes audit SAUGRAIN , de faire imprimer ledit Livre en telle Forme, Marge, Caractere & autant de fois que bon luy semblera , & de le vendre , faire vendre & debiter par tout nôtre Royaume pendant le temps de trois années confecutives à compter du jour de la datte defdites Prefentes. Faifons deffenfes à tous Imprimeurs, Libraires & autres perfonnes de quelque qualité & condition qu'elles puissent estre d'en introduire d'Impression étrangere dans aucun lieu de nôtre obeïssance, à la charge que ces Presentes seront enregistrées tout au long sur le Regiftre de la Communauté des Imprimeurs & Libraires de Paris, & ce dans trois mois de la datte d'icelles ; Que l'Impreffion dudit Livre sera faite dans nôtre Royaume & non ailleurs, en bon Papier & en beaux Caracteres conformément aux Reglemens de la Librairie, & qu'avant que de l'expofer en Vente, il en sera mis deux Exemplaires dans nôtre Bibliotheque Publique ; un dans celle de nôtre Château du Louvre, & un dans celle de nôtre trés-cher & féal Chevalier, Chancellier de France le Sieur Phelypeaux Comte de Pontchartrain, Commandeur de nos Ordres : Le tout à peine nullité des Prefentes, du Contenu defquelles vous Mandons & Enjoignons de faire joüir l'Expofant, ou fes ayans caufe pleinement & paifaiblement fans fouffrir qu'il leur foit fait aucun trouble ou empêchemens : Voulons qu'à la Copie defdites Prefentes qui fera imprimée au commencement ou à la fin du-

dit Livre, foy foit ajoûtée comme à l'O-
riginal : Commandons au premier nôtre
Huiſſier ou Sergent de faire pour l'Exe-
cution d'icelles, tous Actes requis & ne-
ceſſaires ſans demander autre Permiſſion
nonobſtant clameur de Haro, Charte
Normande & Lettres à ce contraires :
CAR tel eſt nôtre plaiſir : DONNE' à
Verſailles le vingt - neuviéme jour de
Juin, l'An de Grace mil ſept cens dix,
& de nôtre Regne le ſoixante-huitiéme.
Par le Roy en ſon Conſeil. Signé,
FOUQUET, avec Paraphe.

*Regiſtré ſur le Regiſtre n° 3ᵉ de la Commu-
nauté des Libraires & Imprimeurs de Paris,
Page 34. n° 34. conformément aux Reglemens
& notamment à l'Arreſt du treiziéme Aouſt
1703. A Paris, le deuxiéme Juillet 1710.
Signé,* DELAUNAY, *Syndic.*